Las Manos Ayudantes del Enfermero Jim

Escrito por

J. S. Warner

Ilustraciones de
Bonnie L. Ferguson

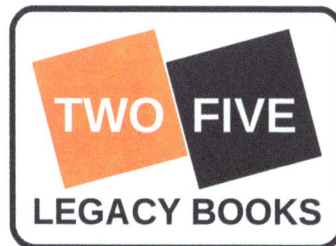

TWO FIVE
LEGACY BOOKS

Publicado por Two Five Legacy Books,
 Un Sello de Warner House Press, EE. UU.

www.jswarnerauthor.com

Aviso legal:
Esta obra es en gran parte un producto de ficción. Sin embargo, la Escuela Número 2 es un lugar real, y el
personaje del Enfermero Jim está basado en una persona real. Todos los demás personajes y eventos son
ficticios, y cualquier parecido con personas reales, vivas o fallecidas, es pura coincidencia.

Extiendo mi más sincero agradecimiento a Julian Mera, Suralme Cespedes y a un estudiante de las Escuelas
Públicas de Linden por su cuidadosa revisión. Sus esfuerzos desempeñaron un papel vital para asegurar la
precisión y claridad de esta traducción.

Publicado en 2024
Impreso en los EE. UU.

Originally published as: Nurse Jim's Helping Hands, Warner House Press, 2024

ISBN: 978-1-951890-59-9

10 9 8 7 6 5 4 3 2 1

Para Maria

Mi Esposa

Mi Amor

Mi Ídolo

Mi Todo

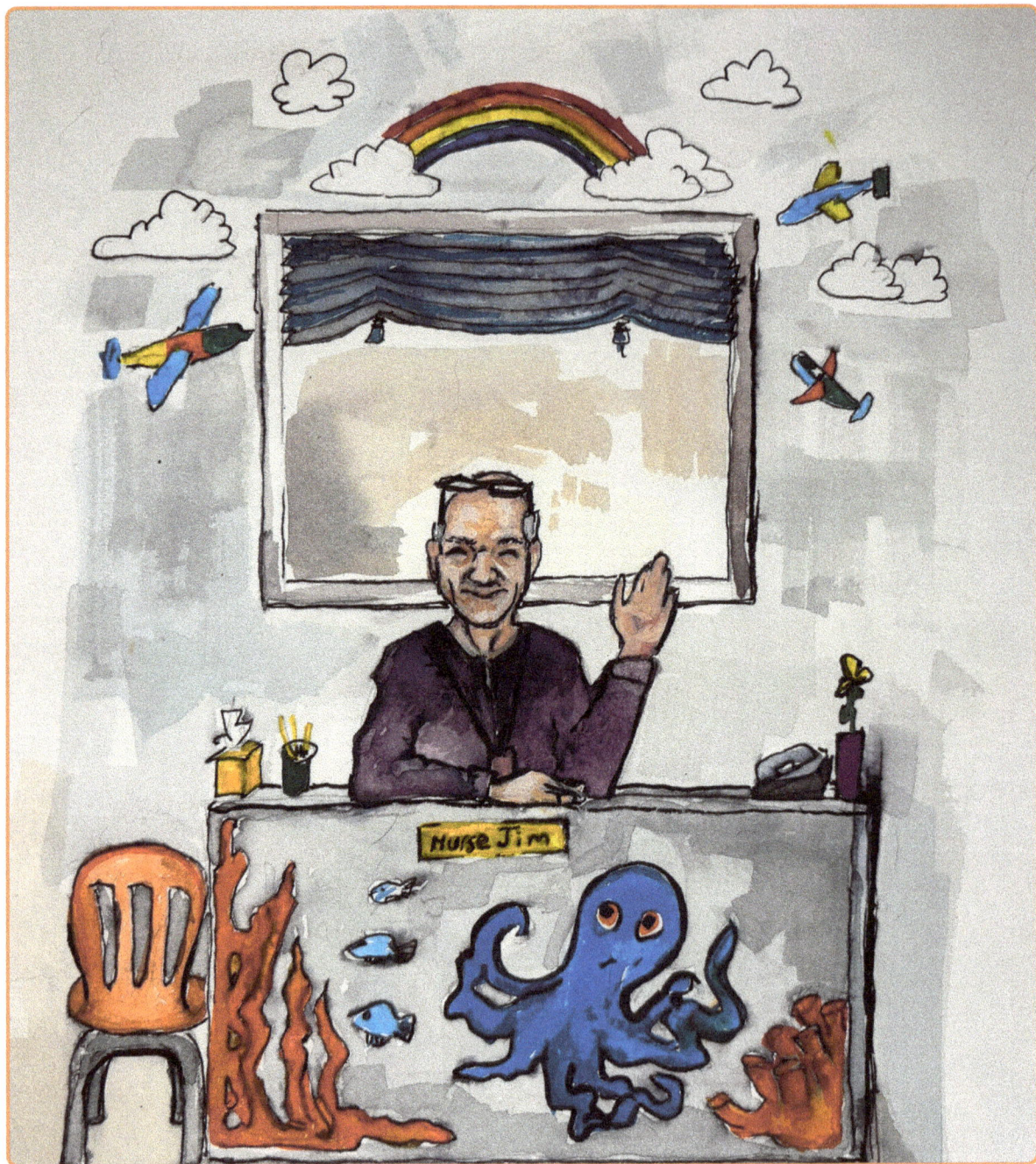

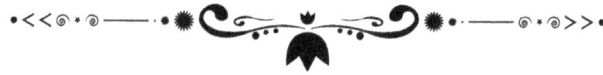

Bienvenidos a la escuela número dos,
donde cada niño es recibido por la cara
amigable del enfermero Jim en una oficina
cómoda llena de murales coloridos.

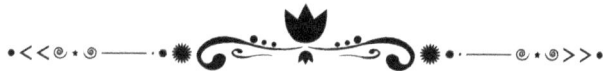

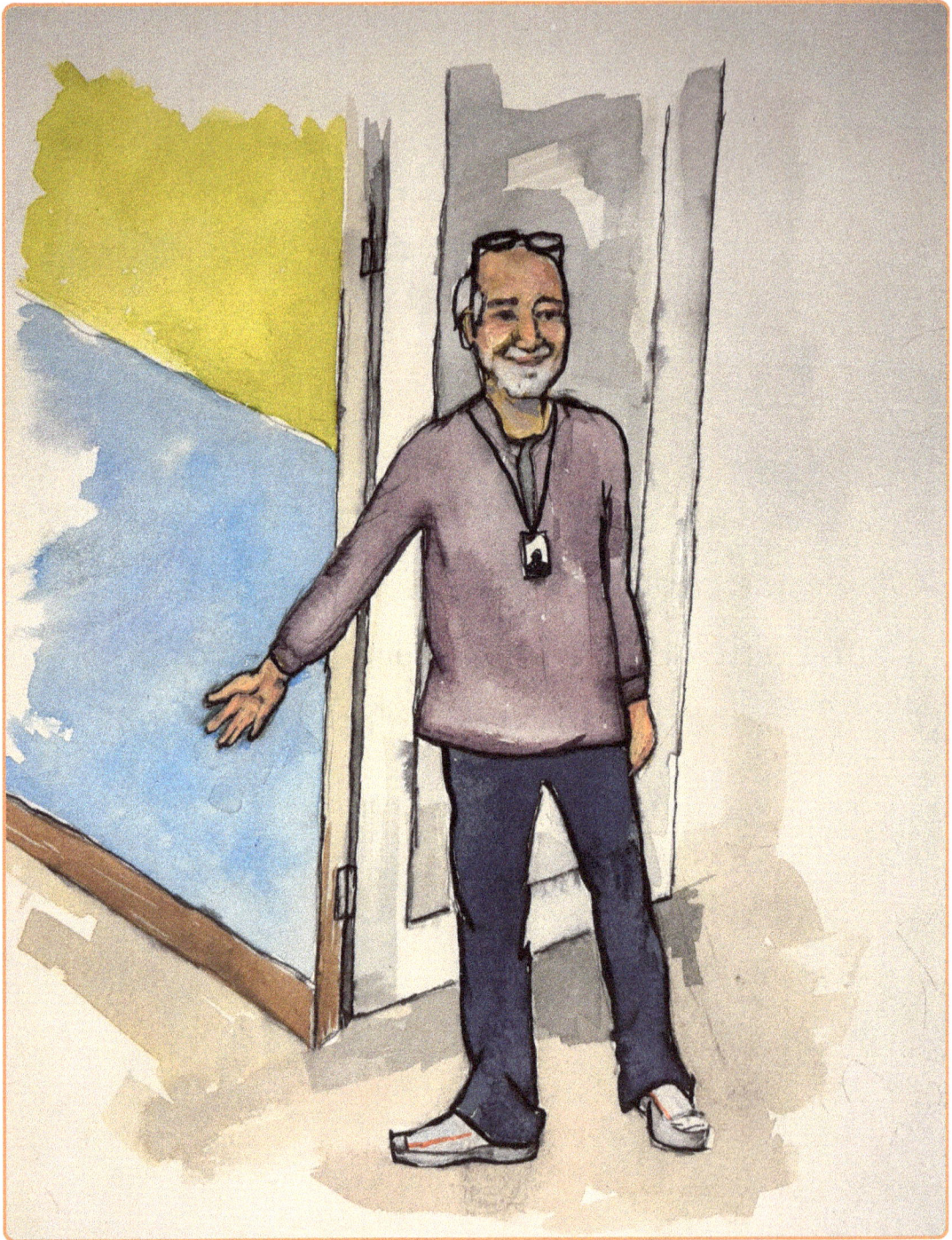

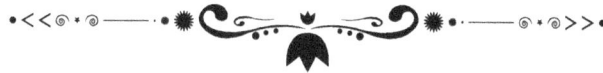

Cada mañana, el enfermero Jim
recibe a los estudiantes con una
sonrisa cálida y un saludo amistoso
mientras ellos van camino a sus clases.

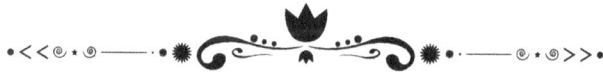

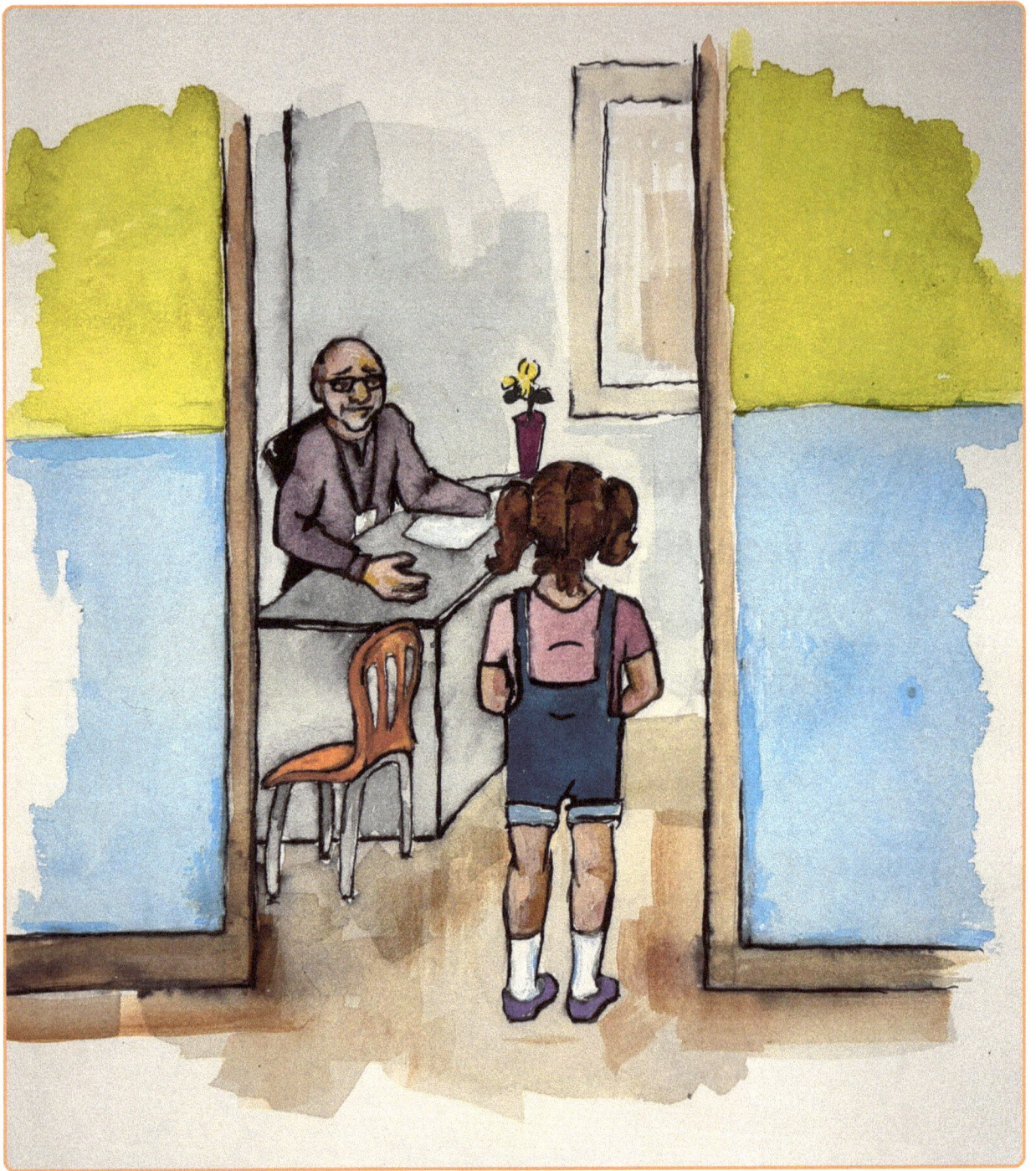

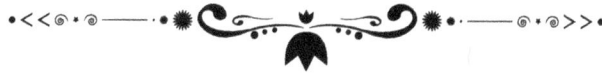

Una mañana soleada, durante
el recreo, una niña llamada Natalie
entró corriendo a la oficina del
enfermero Jim con lágrimas en los ojos.

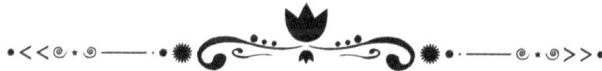

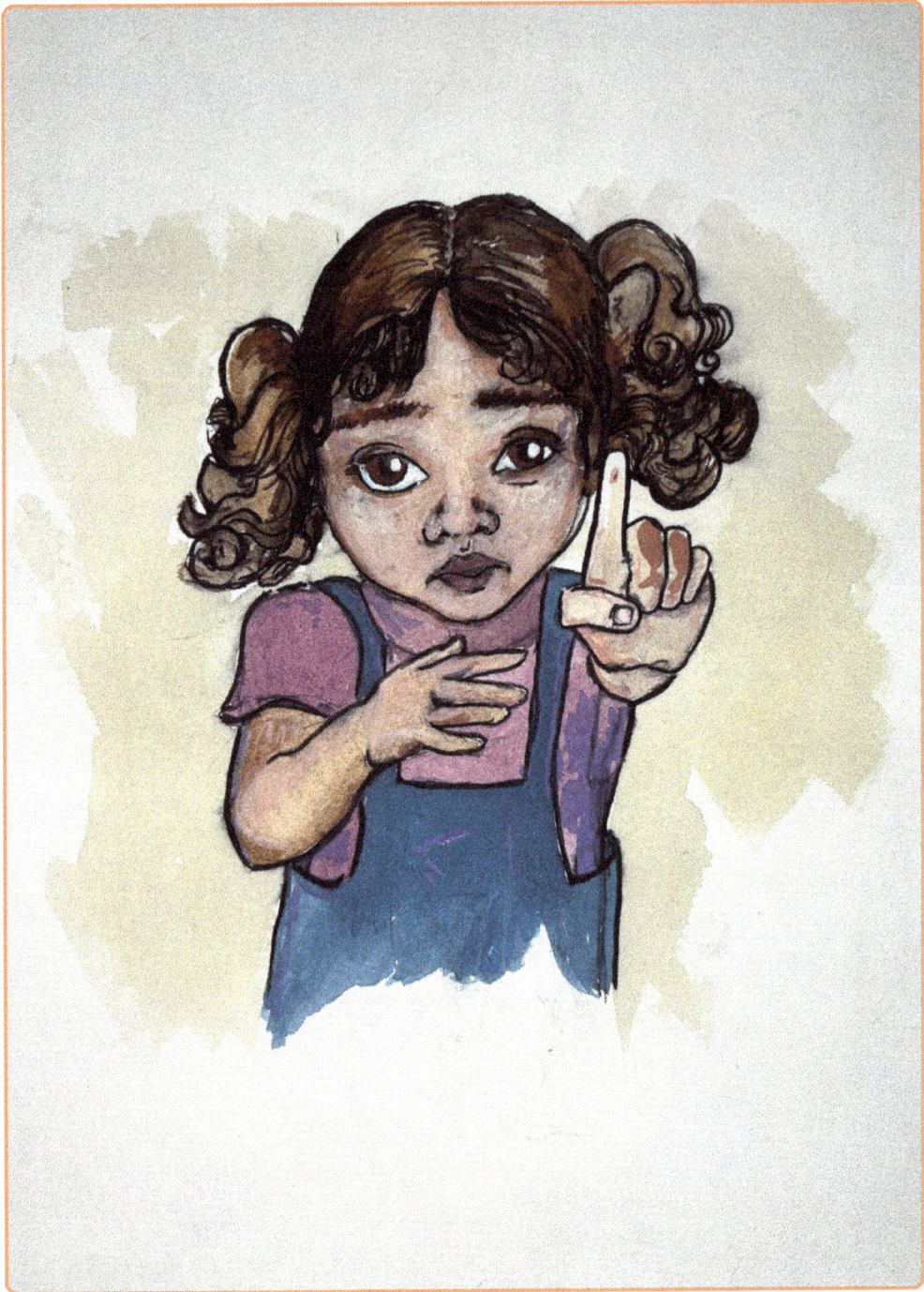

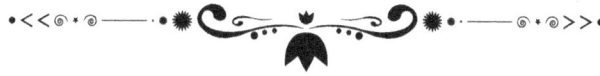

"¿Qué pasa, Natalie?" preguntó
el enfermero Jim. Natalie sorbió
por la nariz mientras extendía su
mano, mostrando una pequeña astilla.
"Me la clavé en el patio de juegos,"
dijo con un quejido.

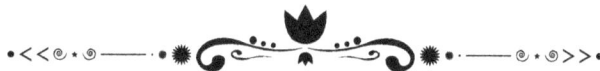

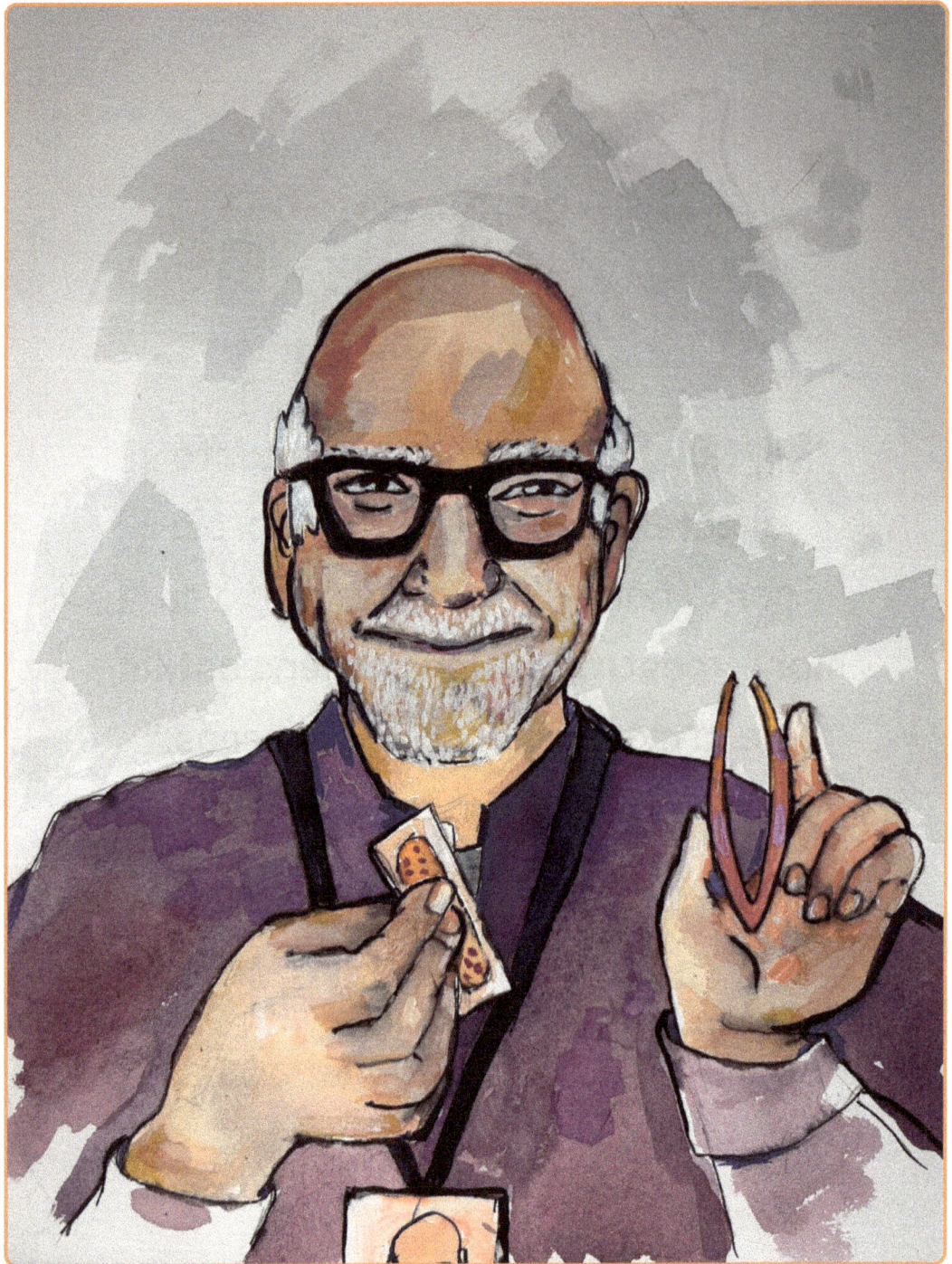

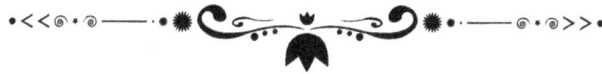

El enfermero Jim asintió y le pidió
a Natalie que se sentara.

Buscó en el cajón de su escritorio y
sacó unas pinzas con mangos brillantes
y coloridos.

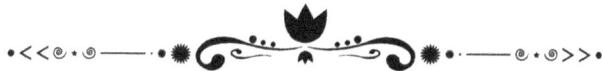

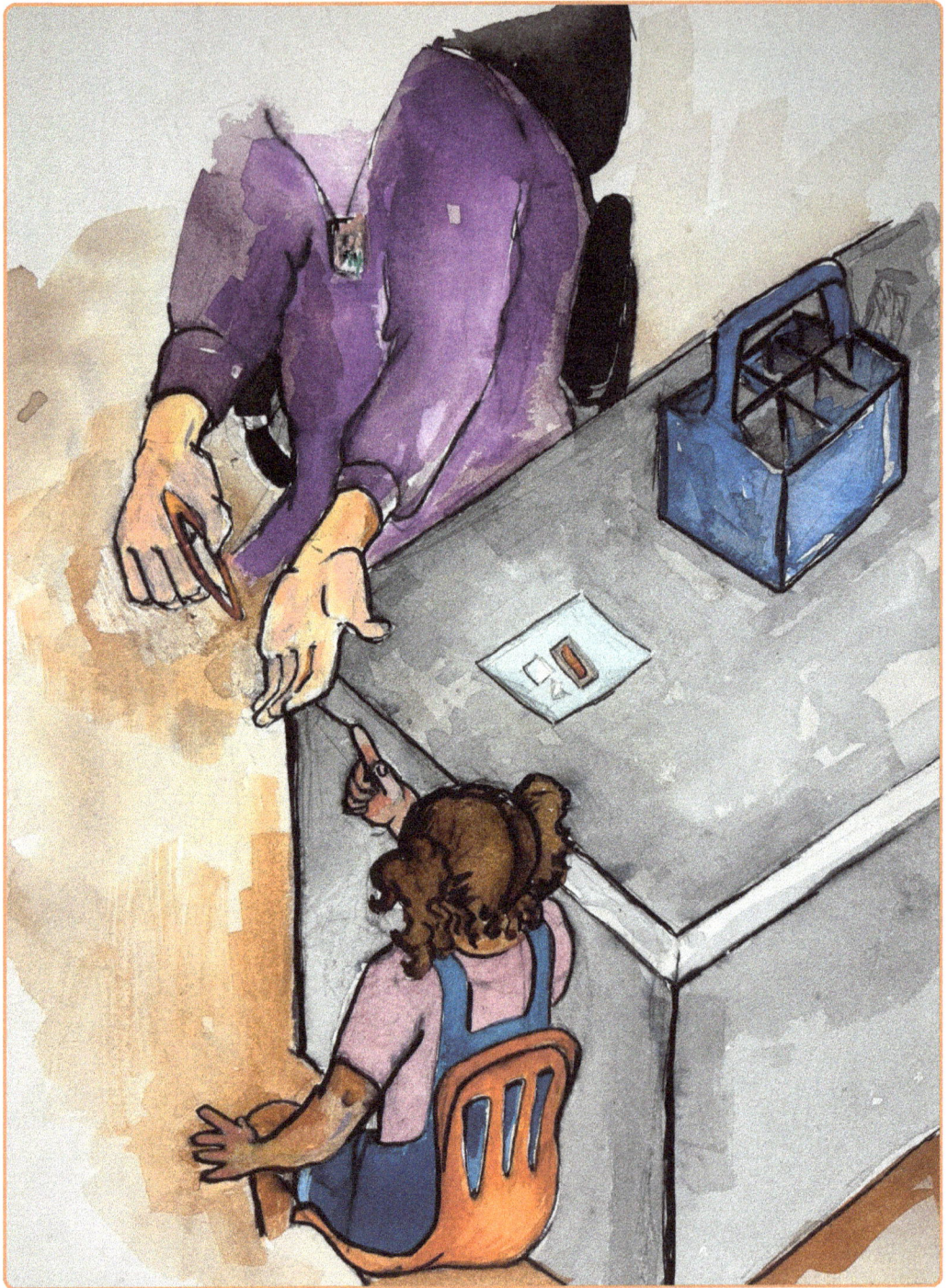

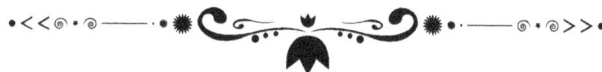

"No te preocupes, Natalie.
Sacaré esa astilla en un
abrir y cerrar de ojos,"
dijo el enfermero Jim con
una sonrisa tranquilizadora.

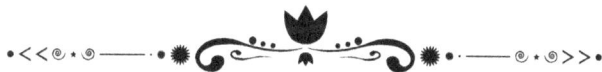

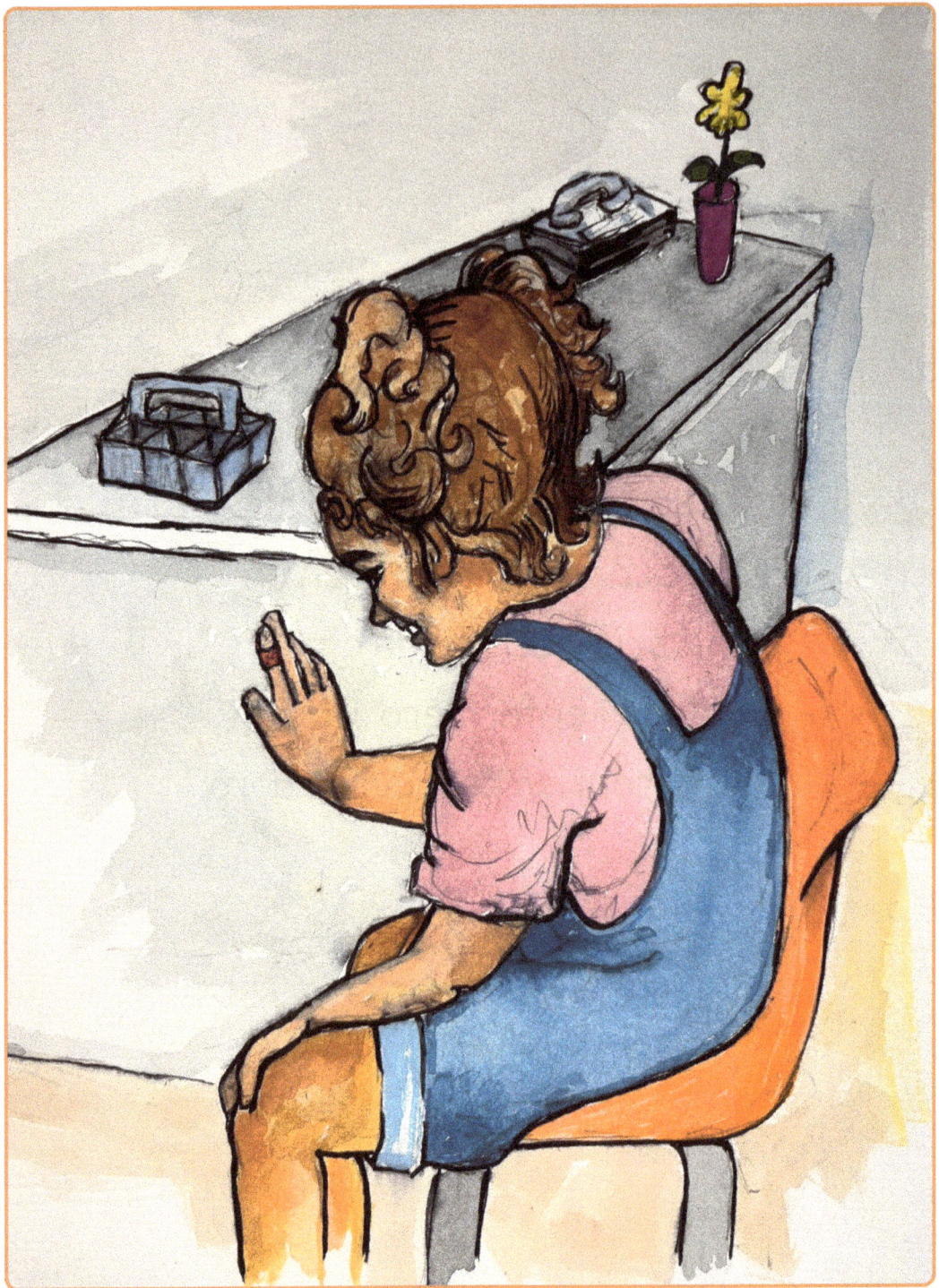

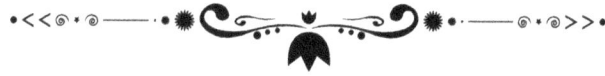

Natalie observó asombrada cómo
el enfermero Jim sacó suavemente
la astilla de su dedo y lo cubrió con
una curita colorida.

"Listo, ya está mejor," dijo
el enfermero Jim con una sonrisa.

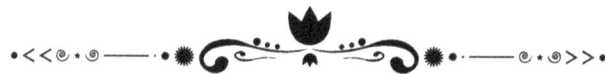

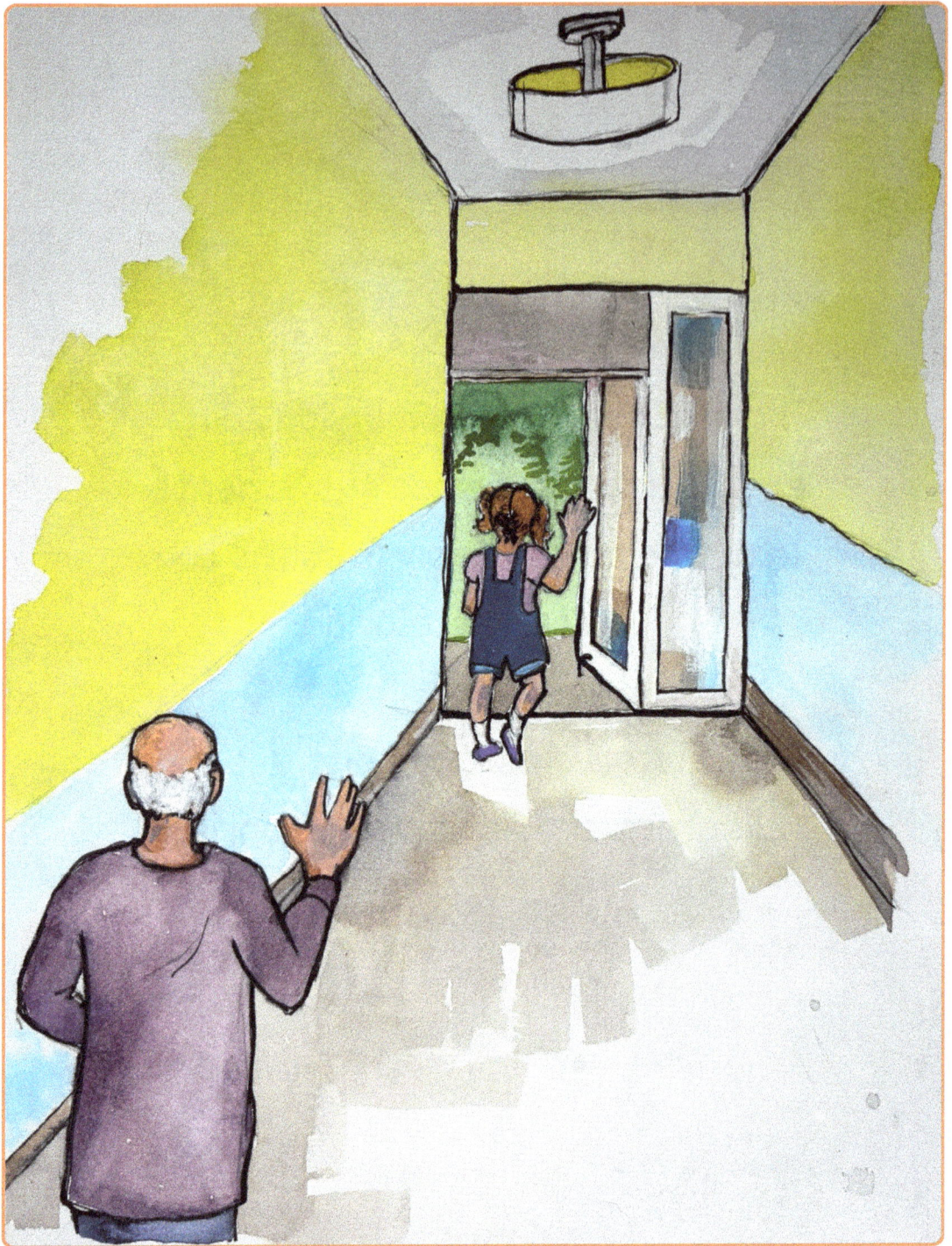

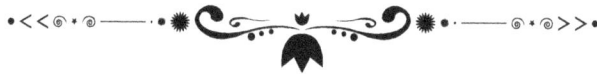

Las lágrimas de Natalie se
convirtieron en una sonrisa
mientras agradecía al enfermero
Jim y regresaba saltando al patio de juegos.

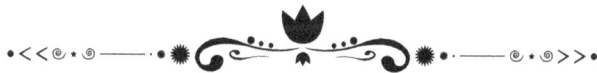

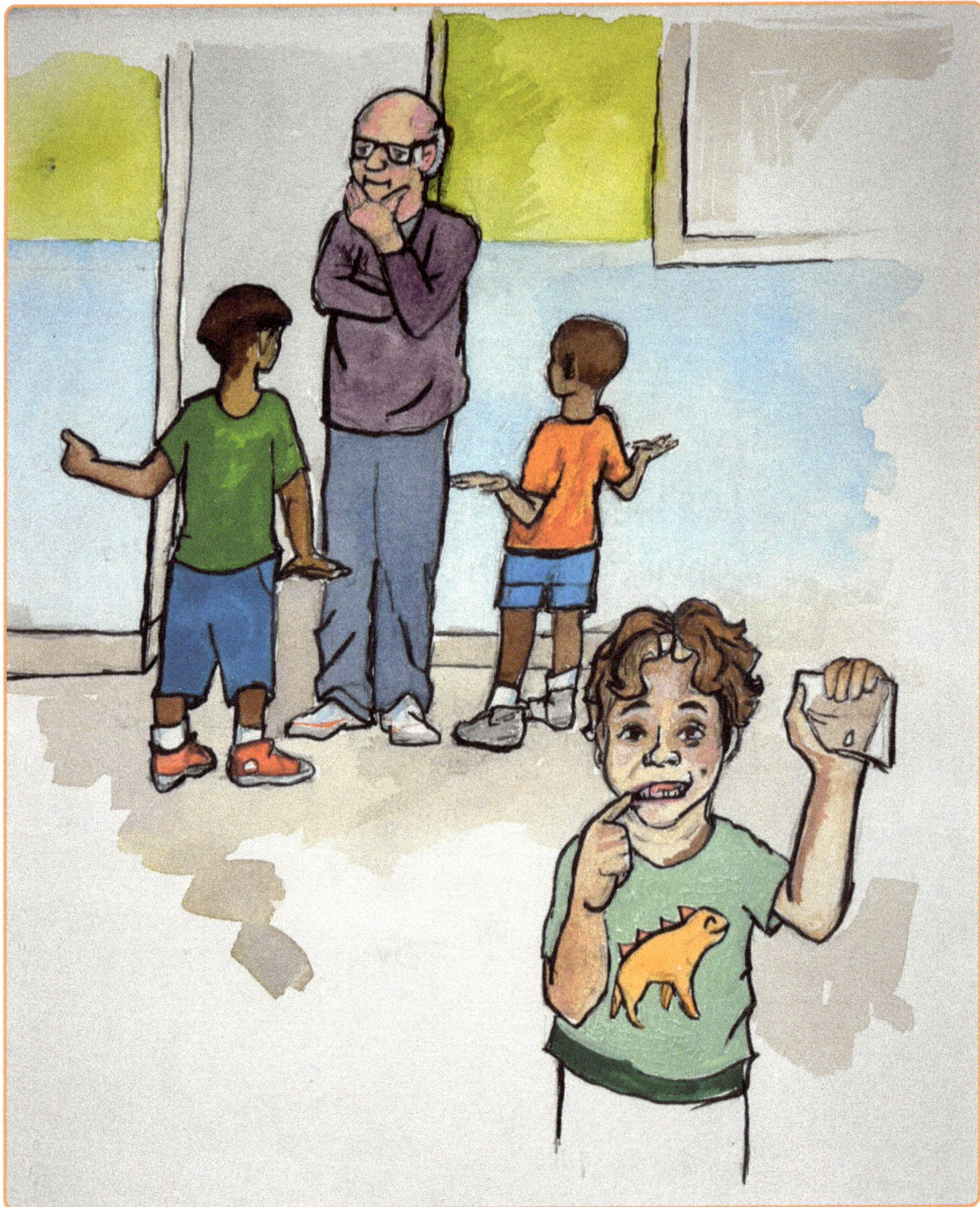

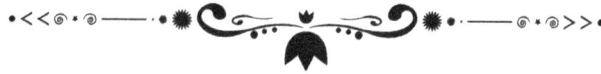

Durante el día,
el enfermero Jim atendía pequeñas
heridas y malestares con su toque especial.

Escuchaba historias de dientes caídos,
aventuras en el patio de juegos, y miedos
a la oscuridad, siempre ofreciendo un
oído comprensivo y una sonrisa amistosa.

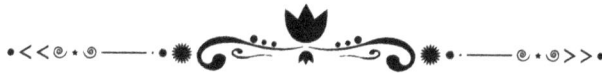

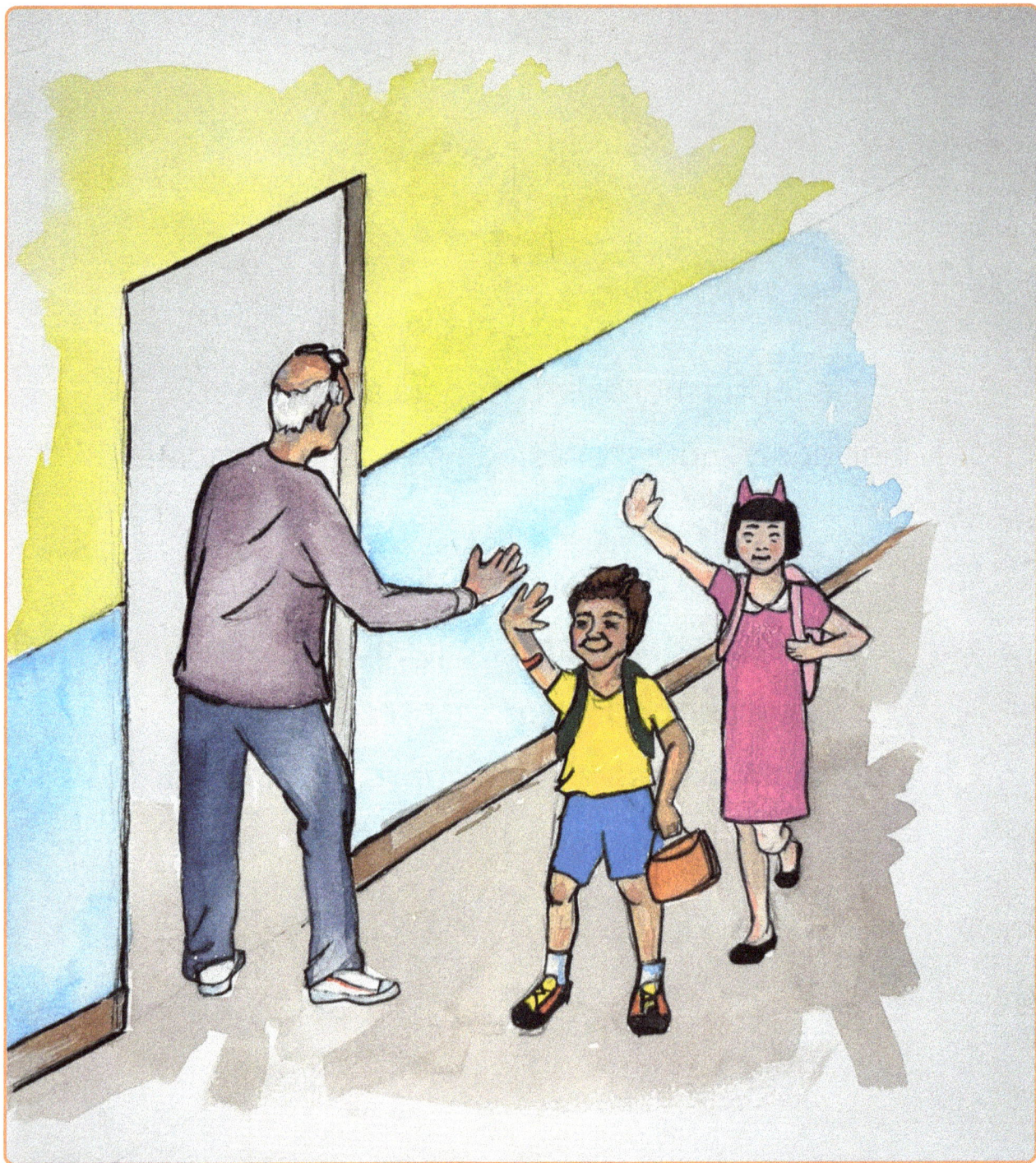

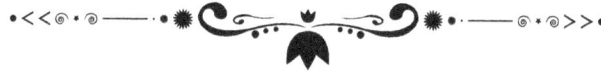

Al terminar el día escolar y
mientras los niños se dirigían
a casa, el enfermero Jim estaba
en el pasillo deseando a los estudiantes
una maravillosa tarde.

Él sabía que había brindado una mano
amiga y esa era la parte más gratificante
de su trabajo.

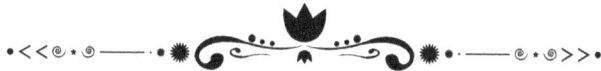

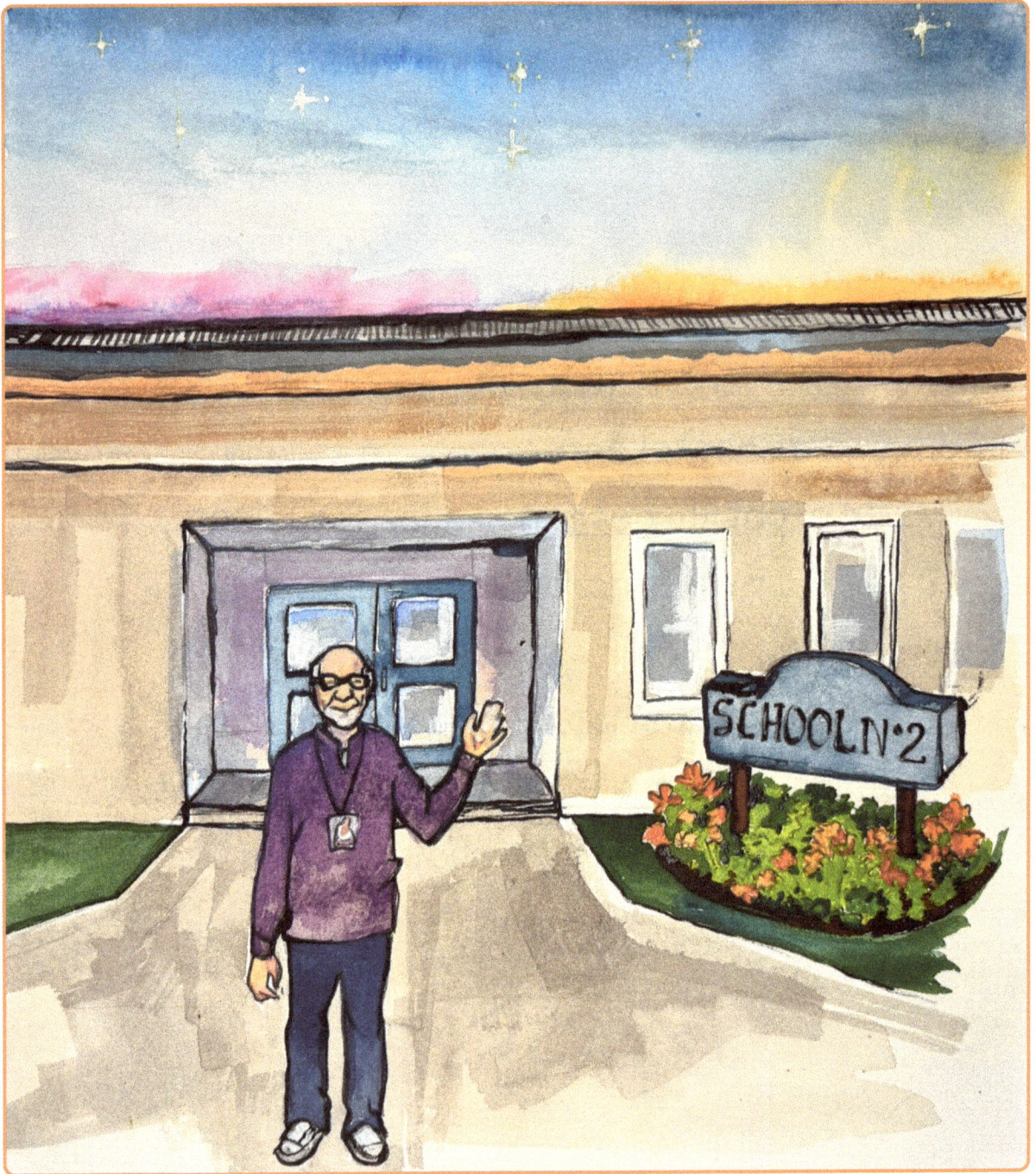

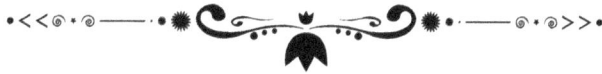

Y así, con el sol poniéndose
y las estrellas brillando, el enfermero
Jim cerró su oficina con una sonrisa,
emocionado por saludar cálidamente
a los niños al día siguiente y ofrecer una
mano amiga a quien lo necesitara.

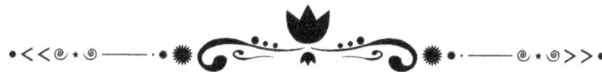

www.ingramcontent.com/pod-product-compliance
Lightning Source LLC
Chambersburg PA
CBHW080430030426
42335CB00020B/2661